7

Lk 1286.

LE

BOIS DE BOULOGNE

LA FORÊT DE ROUVRAY.

DESCRIPTION DES EMBELLISSEMENTS DU BOIS.

LE NOTRE, BEST-MARCELLIN ET M. VARÉ.

PHYSIONOMIE ACTUELLE DU BOIS.

NOUVEL HIPPODROME.

ENVIRONS DU BOIS DE BOULOGNE.

PAR M. L. DE VERVIERS.

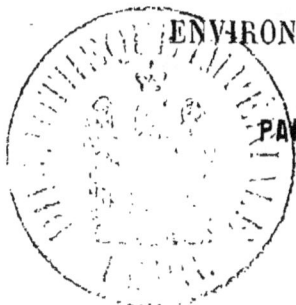

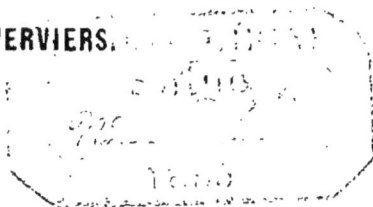

———— ◆ ————

PARIS,

CHAUMEROT, LIBRAIRE,

PALAIS-ROYAL,

GALERIE D'ORLÉANS, Nº 4.

LE

BOIS DE BOULOGNE

La Seine, en quittant Paris, décrit une presqu'île que
bordent les riches et gracieux coteaux de Meudon, de
Saint-Cloud et du Mont-Valérien. Ces lieux enchanteurs
formaient jadis la sombre et mystérieuse forêt de Rouvray, où les Druides accomplissaient leurs sanglants
sacrifices, et où, plus tard, les rois de France se livrè-
rent assidûment aux plaisirs de la chasse. Dans la vaste
enceinte vinrent successivement se grouper quelques
chaumières, dont le nombre s'accrut au point de former
de gros villages. On vit alors Auteuil, Passy, Neuilly et
Boulogne, abattre ces grands arbres que le temps avait
respectés et réduire la vieille forêt aux dimensions d'un
bois.

A l'avénement de Napoléon 1er, le bois de Boulogne
était totalement négligé et livré sans surveillance à tous
les genres de dévastations. L'Empereur en répara les
routes, réorganisa la surveillance, fit reboiser les parties incultes, et ordonna ces belles plantations de pins,
de cèdres, de sapins, de genévriers et de cyprès, dont
la verdure contraste en hiver avec les branches dépouillées des autres arbres. Mais les événements de **1815**
eurent, pour le bois, des résultats funestes ; quarante
mille ennemis y baraquèrent, et les plus vieux arbres fu-

rent employés à la construction de baraques ou servirent de combustible. Quelques vieux chênes situés à côté de la mare d'Auteuil échappèrent seuls à la destruction. Le gouvernement de la restauration, voulant remédier autant que possible à ce désastre, fit reboiser les parties endommagées ; mais, à moins d'une volonté puissante, l'ombre et la fraîcheur ne s'improvisent pas, et jusqu'à ces derniers temps le rendez-vous de l'élégance parisienne n'était qu'un bois maigre et monotone, terni par la poussiere, mal aménagé, sans eau ni fraîcheur, et presque sans verdure.

L'empereur Napoléon III, qui avait pu admirer pendant de longs séjours à Londres les beaux parcs de cette grande ville, résolut, dès son arrivée au pouvoir, de doter Paris d'une création de ce genre, mais conçue sur un plan plus vaste et plus magnifique. Avec cette sûreté de jugement qui le caractérise, il fit choix, pour traduire et réaliser son projet, d'un homme que la renommée tenait à l'écart, mais qui avait laissé dans des entreprises plus modestes des traces incontestables d'un génie créateur et sans rival. Cet homme, hier inconnu et aujourd'hui célèbre, est M. Varé, petit-fils et élève de Best-Marcellin, qui dessina pour le roi Joseph les parcs magnifiques de Morfontaine et de Saint-Leu. Formé à la grande école de la nature, et ne prenant conseil que d'elle-même, M. Varé reçut les idées de l'Empereur, les appropria aux exigeances du terrain, et de cette collaboration, qui nous rappelle Louis XIV et Lenôtre dans les jardins de Versailles, sortit le parc magnifique, encore inachevé, mais dont chacun peut admirer déjà les grands effets et les riantes perspectives.

Pour bien se pénétrer des difficultés qu'il aurait à combattre ou des avantages dont il pourrait profiter, M. Varé se dirigea d'abord vers le point culminant, le rond Mortemart; le cèdre qui se trouvait au centre lui servit d'observatoire, et, de ce point élevé, se développa sous son regard un panorama merveilleux, que personne, avant lui, n'avait encore entrevu. Quand il en descendit, tout son projet était dans sa tête; le soir même il le fixa sur le papier, le fit agréer par l'Empereur, et, quelques mois après, Paris applaudissait à sa brillante conception.

Dans ce court espace de temps, une montagne s'éleva au rond Mortemart, et deux vastes nappes d'eau, d'une superficie de plus de douze hectares, furent creusées au point le plus élevé du bois. La première, ou *Lac Supérieur*, longue de quatre cent cinquante mètres, sur une largeur de soixante-cinq et une profondeur qui varie d'un mètre à un mètre et demi, reçut en abondance les eaux de la Seine, situées à trois kilomètres de distance et à cent pieds au dessous du niveau de leur nouveau lit. Ce prodige, renouvelé de celui des eaux du parc de Versailles, fut obtenu à l'aide d'appareils analogues à ceux de la machine de Marly, mais infiniment plus simples et moins coûteux. De puissantes machines placées au quai de la Conférence à Paris élèvent l'eau de la Seine au point culminant de la hauteur de Chaillot; arrivées là, les eaux pénètrent dans des conduits en fonte de quarante centimètres de diamètre; elles descendent par des conduits souterrains la plaine de Passy, et entrent dans le bois par la grille du jardin de la Muette. La longueur de cette voie souterraine n'est pas moindre de trois mille sept cent douze mètres.

A l'extrémité du Lac Supérieur est le *Rond des Casca-des*, sorte de carrefour auquel aboutissent de toutes parts six grandes routes larges de seize mètres, trottoirs compris. Le Rond des Cascades ne peut tarder à devenir célèbre dans les fastes de la fashion parisienne, dont il est devenu déjà le point de prédilection. Il justifie du reste cette préférence par les magnifiques aspects de son vaste horizon.

Sous le Rond des Cascades une masse de rochers formant digue modère le courant de l'eau, qui se précipite enfin sous forme de cascades dans la nappe limpide de la rivière. Le niveau de celle-ci, inférieur de cinq mètres à celui du lac, indique la hauteur moyenne de ces cascades. Elles sont formées de quartiers énormes de rochers affectant une forme sauvage, entourés de sombres arbustes, et figurant un promontoire d'un aspect pittoresque.

Le *Lac Inférieur*, nommé également rivière, a douze cent trente mètres de longueur et deux cents mètres dans sa plus grande largeur. Ses eaux, dans toute cette étendue, baignent de vertes pelouses, coupées de distance en distance par des rochers pittoresques et des massifs d'arbres. De petits sentiers solitaires, réservés aux piétons, suivent ses bords enchanteurs, tandis qu'au sommet des pelouses serpentent de vastes allées, fréquentées par la foule des cavaliers, des équipages et des simples promeneurs, pour l'agrément desquels les bas-côtés des avenues ont été disposés en trottoirs.

Deux îles ont été ménagées au milieu du Lac Inférieur. Elles sont reliées entre elles par un pont rustique jeté sur des masses de rochers. De ce pont, la vue embrasse le Mont-Valérien et les coteaux environnants. Aucune communication n'est ouverte de la rive aux îles, mais des barques coquettes traversent la rivière à chaque instant et y transportent les curieux. Dans la première île est construit un chalet élevé par des ouvriers suisses sur le modèle des chalets du canton de Berne. L'autre île porte à son promontoire un kiosque circulaire d'un effet gracieux. Plusieurs milliers de poissons, fécondés par les procédés artificiels de M. Coste, professeur du Collége de France, ont été jetés dans la rivière, où ils réussissent à merveille.

Le *Carrefour du Bout du Lac*, où viennent déboucher quatre grandes allées, marque l'extrémité des deux nappes d'eau. L'une de ces allées, celle de droite, large de vingt mètres, conduit par une courbe gracieuse à la rencontre d'un immense boulevard, le *Boulevard de l'Impératrice*, destiné à continuer jusqu'au bois le jardin des Tuileries et les Champs-Elysées.

On connaît, en effet, le plan grandiose d'après lequel a été conçu ce géant des boulevards, large de près de mille pieds. Les deux bas côtés sont destinés à recevoir de belles plantations, entremêlées de fleurs et d'arbustes qui feront de l'espace qui sépare Paris du bois un véritable jardin, rival des Champs-Elysées. La place de l'Arc-de-triomphe sera élargie dans des conditions de grandeur qui transformeront également en jardins ses nouvelles contre-allées. Joignons à cette série d'enchantements la belle avenue des Champs-Elysées, et nous aurons depuis le jardin des Tuileries jusqu'à Saint-Cloud une promenade sans rivale et se développant sur une longueur non interrompue de plus de dix kilomètres, deux lieues et demie!

Dans notre description des embellissements du bois,

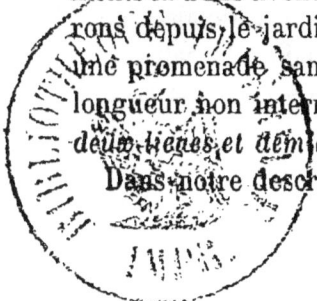

nous avons suivi la direction que parcourt la nouvelle
Seine depuis son entrée à la pointe méridionale du Lac
Supérieur jusqu'à l'extrémité opposée du magnifique lit
que l'art vient de lui ménager. Arrivée là, la rivière se
transforme : elle n'a plus ce caractère calme et solennel
que nous lui connaissons. Elle tombe d'abord dans les
cavités d'une grotte qui traverse souterrainement le
Carrefour du Bout du Lac. Elle reparaît à l'autre extrémité de la grotte, mais c'est pour se fractionner aussitôt
en petites rivières ou en ruisseaux qui s'en vont serpen-
ter jusqu'aux extrémités du bois, d'où ils se rendent dans
la Seine après avoir répandu sur tout leur parcours la
fertilité et la fraîcheur. Mais, avant de nous engager avec
eux dans les profondeurs solitaires du bois, nous avons
à dire quelques mots sur l'ensemble des travaux d'amé-
lioration du bois de Boulogne, et sur les routes onduleu-
ses qui ont remplacé les anciennes avenues rectilignes.

Ces travaux, qui feront époque dans les annales de la
sylviculture, ont pour objet de satisfaire aux lois et aux
exigences du genre pittoresque. M. Varé, l'auteur de cette
création, appartient à une famille où se sont religieuse-
ment conservées les traditions de cet art, célébré par De-
lille dans ses chants virgiliens. Best-Marcellin, son aïeul,
coopéra activement, par les jardins magnifiques dont il
dota la France, à cette révolution bienfaisante qui sub-
stitua l'harmonie des accidents et des productions de la
nature aux symétriques régularités dont raffolaient nos
ancêtres. Lenôtre et ses élèves habillaient la nature et
lui imprimaient violemment les formes sèches et correc-
tes de la géométrie; Best-Marcellin, au contraire, s'in-
clinait respectueusement devant la nature, pour peu

qu'elle lui vînt en aide, et lorsqu'il lui fallait improviser, ce n'était jamais que sous son inspiration. Ce sage esprit, en un mot, proscrivit la sculpture végétale, et détrona le décor au profit du paysage.

C'est assez dire que sous la main de M. Varé, son successeur, le bois de Boulogne, dans sa transformation, n'a rien perdu de ses beautés champêtres. Tout, en effet, jusqu'aux travaux des ingénieurs, porte l'imitation de la véritable nature. De ces avenues qui, de toutes parts, le découpaient en lignes droites et symétriques, trois seulement, qu'un simple coup d'œil sur notre plan fera facilement reconnaître, ont été conservées en raison de leur utilité. Toutes les autres routes ou allées actuellement existantes sont de création récente : les unes, abritées seulement par quelques touffes d'arbres, circulent au sein de vertes prairies, tandis que les autres pénètrent en serpentant dans les parties les plus ombreuses et les plus solitaires du bois.

Chose digne de mention, ces routes magnifiques, dont la largeur varie entre quinze et vingt mètres, ont été tracées sans occasionner, comme on le craignait, des abatis considérables. Elles couvrent des portions dénudées ou couvertes auparavant de maigres taillis, et, sur certains points, elles suivent la direction d'anciennes avenues, mais avec diverses sinuosités, qui satisfont aux exigences du genre pittoresque. Tous les beaux arbres, tous les massifs d'arbustes verts rencontrés par M. Varé dans ses tracés, ont été utilisés par lui, soit dans les pelouses, soit sur les parties d'anciennes routes supprimées, où de puissants appareils les transportaient avec leurs racines et la terre qui les entourait.

La cognée s'est donc montrée ici discrète et intelligente ; elle n'a agi vigoureusement que là où il y avait à ménager de vastes percées découvrant par leurs extrémités quelque point pittoresque de l'horizon splendide qui entoure le bois. Aujourd'hui cet horizon ne se dérobe plus aux regards du promeneur, et les principales routes et avenues ont pour perspectives le parc et le château de Saint-Cloud, les villages de Suresnes, de Saint-Cloud et de Boulogne, le mont Valérien, l'aqueduc gigantesque du Val-de-Fleury, et les charmants coteaux de Bellevue, de Ville-d'Avray et de Meudon.

Ajoutons que le riche horizon du rond Mortemart n'a pas été obtenu seulement au moyen d'abatis ; il a fallu élever de près de quinze mètres le niveau de l'ancien sol, qui formait déjà cependant le point culminant du bois. Les terres extraites dans le but de former le lit de la rivière ont été amenées à l'aide d'un chemin de fer au rond Mortemart, transformé de la sorte en colline. Le vieux cèdre qui en couronne le sommet était planté dans l'ancien sol ; il en a été détaché par une profonde tranchée entourant la terre et les racines, puis hissé comme un pot de fleurs gigantesque au point élevé qu'il occupe aujourd'hui, et d'où il domine les lacs, le bois lui-même et ses environs.

Les ruisseaux qui, du bout du lac, serpentent sur les différents points du bois, sont au nombre de cinq, d'une étendue totale de deux lieues, y compris le parcours de leurs îles, au nombre de huit. Le premier et le plus important, qui porte le nom de *Rivière de Longchamp*, rencontre dans son cours de 2,500 mètres les embellissements principaux dont le bois de Boulogne s'enrichit

en ce moment. C'est le seul dont nous ayons à nous oc-
cuper en détail, car il offre, après les lacs, le parcours
le plus intéressant du bois, celui que l'étranger désireux
de connaître toutes les beautés de ce nouvel Eden ne peut
se dispenser de suivre. A notre tour, nous suivrons donc
jusqu'à son embouchure la petite rivière de Longchamp,
comme nous avons suivi déjà le cours de la nouvelle
Seine à travers le lac et ses îles, depuis sa source à la
butte Mortemart jusqu'au Carrefour du Bout du Lac, où
elle se perd dans les cavités souterraines de la grotte.

La rivière de Longchamps côtoie quelque temps les
bords charmants de la route du Rond de la Source; elle
traverse ensuite, sous des ponts de pierres frustes d'un
aspect pittoresque, la route de Saint-Denis, sentier soli-
taire et charmant qui, à l'ombre d'épais ombrages, s'é-
tend dans toute la longueur du bois, de la porte Maillot
à Boulogne. Puis, après avoir traversé une prairie qui
lui doit assurément sa riante verdure, la rivière de Longchamps pénètre en serpentant dans les profondeurs les
plus solitaires du bois. Après avoir détaché vers Bagatelle un ruisseau destiné à embellir encore cette splendide résidence, elle traverse l'allée de la Croix-Catelan,
dont le nom rappelle un accident lugubre du temps de
Philippe-le-Bel, roi de France (1); puis une de ses îles

(1) Catelan, poète troubadour, charmait par ses talents la
cour de Béatrix, comtesse de Provence. Philippe le Bel, désireux de l'attirer à sa cour, négocia auprès de Béatrix, qui ne
se sépara qu'à regret de son poète. Celui-ci se met en route,
arrive à Paris, et en informe le roi, qui séjournait alors à son
manoir de Poissy. Philippe, voulant protéger Catelan contre

arrose l'extrémité du Rond-Point, pelouse circulaire marquant le centre précis du bois.

Nous devons, avant d'aller plus loin, dire deux mots de la *Pelouse du Rond-Point*, destinée à marquer bientôt dans les fastes de la vie parisienne. Cette pelouse recevra des carrousels, des jeux de bague et autres divertissements de nature à y attirer et retenir la foule. Des réjouissances publiques y auraient lieu, dit-on, aux jours des grandes fêtes nationales, et la vaste allée de Longchamps aurait pour destination de remplacer, ces jours-là, le carré des Champs-Elysées, qu'occupe maintenant le Palais de l'Industrie. A l'est du Rond-Point seront disposées des tribunes de forme circulaire, et, en face, une vaste et élégante construction appropriée à un café-restaurant; enfin on établirait au midi le beau panorama des Champs-Elysées, abattu pour l'établissement des annexes de la grande Exposition. Mais reprenons notre itinéraire, rendu d'ailleurs facile par l'excellent plan annexé à cette notice, et qui a été dressé avec tant d'exactitude et de précision par un de nos meilleurs artistes lithographes, M. Ch. Normand.

En quittant le rond-point, la rivière de Longchamps

---

les voleurs qui infestaient la forêt de Rouvray, lui envoya une escorte. Mais celle-ci, tentée par les richesses que le poète amenait avec lui, l'assassina, ainsi que son domestique. Les dépouilles de l'infortuné poète, trouvées entre les mains des soldats, révélèrent les coupables, qui furent roués, puis brûlés vifs. Depuis deux siècles la croix commémorative de cet événement a été remplacée par une pyramide toute couverte aujourd'hui par les rameaux d'un vieux lierre.

débouche dans l'allée de la Reine-Marguerite, avenue ancienne, mais que des abatis opérés avec art ont dotée d'échappées de vues qui changent totalement son aspect. De cette allée, la rivière tombe en cascade dans l'ancienne Mare-aux-Biches, qu'elle traverse pour aller se perdre dans le Réservoir.

Le Réservoir est une immense pièce d'eau découverte, longue de plus de 200 mètres, et occupant une partie du plateau qui domine la plaine de Longchamps. Sur ce point, les travaux ne sont encore qu'ébauchés; nous pouvons néanmoins en donner une idée sommaire d'après les plans adoptés par l'administration. Autour de la vaste nappe du réservoir, semée d'îlots pittoresquement groupés, l'œil embrassera un radieux horizon dont les arrière-plans sont formés par les riants coteaux de Meudon, de Saint-Cloud et du Mont Valérien. Devant nous, à nos pieds, s'élèveront des masses de rochers, disposés pour retenir les eaux prêtes à se précipiter dans une autre nappe liquide creusée à la suite du réservoir, mais à 30 pieds au dessous du niveau moyen de ses eaux. C'est entre ces deux nappes d'eau que sera disposée la grande Cascade, construction colossale dont les rochers immenses recevront en une seule masse d'eau d'un effet imposant le trop plein du Réservoir. En sortant de la Cascade, la rivière développera son cours en serpentant à travers l'enclos de l'ancienne abbaye de Longchamps, d'où elle se rendra dans la Seine.

Mais ce beau fleuve lui-même contribuera à orner et rafraîchir le bois de Boulogne, qu'une volonté puissante vient de prolonger jusqu'à ses bords. De la porte de Seine à Saint-James, jusqu'à la porte de Saint-Cloud, sur une

étendue de près d'une lieue, de vertes pelouses baigne-
ront leurs pieds dans les eaux du fleuve, et formeront,
de ce côté, la limite du bois. Déjà les terrains sont ac-
quis ou expropriés sur cette vaste étendue, à l'exception
cependant de Madrid et de Bagatelle, qui seront annexés
ultérieurement.

Les terrains achetés par la ville de Paris sont appro-
priés en ce moment pour servir d'hippodrome et de
champ de course pour les chevaux. Chose étrange ! la
capitale de la France était, pour ainsi dire, la seule ville
importante qui ne possédât aucun théâtre convenable
pour les luttes hippiques. Le Champ-de-Mars, où les cour-
ses ont encore lieu à l'heure où nous écrivons, est parfai-
tement disposé pour sa destination toute militaire ; mais
la mauvaise nature du sol, sablonneux par les temps
secs et boueux par les jours humides, en fait un terrain
de course très défectueux. Quelques mois encore, et Paris possédera le plus bel hippodrome du monde, encadré
d'un côté par les épais et verts rideaux du bois, auquel
il est adossé, et de l'autre par les magnifiques horizons
que développent les coteaux environnants. Les promeneurs, après avoir parcouru les épais ombrages du bois,
déboucheront tout à coup à l'entrée d'une vaste plaine
d'un vert d'émeraude, égayée d'une multitude élégante,
coupée de routes aux courbes gracieuses, et ayant pour
fond de rideau un panorama des plus splendides. De
vastes et élégantes tribunes offriront des abris salutaires
contre l'inclémence des printemps de Paris, tandis que,
d'autre part, trois lacs spacieux, alimentés par une dé-
rivation du fleuve, rafraîchiront l'atmosphère et proté-
geront le promeneur contre les ardeurs brûlantes de l'été.

A l'autre extrémité de la plaine de Longchamps, dans la partie limitée par la Seine et le parc de Bagatelle, est un autre terrain au sol élastique et moelleux, et non moins parfait comme champ de course que le nouvel hippodrome. C'est là que, pendant ces deux dernières années, une association de sportsmen et de propriétaires de chevaux, ne se contentant pas des principes classiques de la course plate, s'est lancée avec éclat dans les audaces du *steeple-chase*. Ces périlleux tournois, qui ont excité en tout temps un vif intérêt dans le public parisien, continueront à avoir pour théâtre la plaine de Longchamps. L'administration a décidé le maintien des sports de Longchamps et de la piste actuellement tracée. Cette piste, semée d'accidents et d'obstacles de tout genre, a une longueur totale de 4,200 mètres. On annonce comme prochaine l'ouverture, dans l'axe de ce champ de course, d'une vaste avenue, dite *Avenue de la Seine*, qui le reliera directement à l'avenue de Neuilly.

Nous bornons à ces quelques pages la description du bois de Boulogne et des embellissements qui le recommandent si essentiellement aujourd'hui à l'admiration de l'étranger. A quoi servirait-il, d'ailleurs, de nous étendre davantage sur un sujet éminemment fécond, mais dont la description la plus vivante et la plus détaillée ne traduirait qu'imparfaitement les formes multiples et variées? Qu'il nous suffise de rendre grâce, en terminant, à la haute volonté de l'empereur et au magnifique talent de M. Varé, qui ont doté Paris d'un parc sans rival dans le monde, et dont les charmes ajoutent encore à la puissante attraction de la grande ville sur l'imagination et la curiosité de l'étranger.

ENVIRONS DU BOIS DE BOULOGNE.

Consacrons, en terminant, quelques pages aux riants villages ou lieux célèbres compris anciennement dans l'enceinte du bois. Aussi bien n'est-il au monde aucun espace si court qui présente autant de souvenirs à l'imagination du voyageur, de l'historien et du promeneur.

Le Boulevard de l'Impératrice s'étend tout entier sur le territoire de Passy. La pureté de l'air, la beauté du site et la proximité du bois, ont fait la fortune de ce charmant village, peuplé aujourd'hui de 14,000 âmes. Ce village est donc une ville, mais une ville formée de maisons de campagne, dont plusieurs sont des châteaux d'un grand caractère, accompagnés de jardins magnifiques. Les plus importants sont : le château de Lamballe, situé à mi-côte du plateau et qu'habita la plus touchante victime de la révolution ; l'hôtel Valentinois, habité par Francklin, en 1772, et la maison Sillery, qui fut le séjour de Mme de Genlis et des enfants d'Orléans, dont elle était gouvernante.

En 1658, une circonstance fortuite mit le comble fortune de Passy. On y découvrit des sources d'eaux thermales qui acquirent une grande célébrité ; elles eurent la vogue pendant plus d'un siècle. Jean-Jacques Rousseau lui-même n'y résista pas, et nous savons par ses *Confessions* (liv. VIII) qu'il ébaucha son *Devin du village* dans le petit salon voûté situé au haut du jardin de l'établissement des bains. L'établissement existe encore ; ses eaux sont toujours salutaires, mais elles ont le tort irrémissible de n'être pas situées en Suisse, en Belgique ou en Allemagne. Passy a compté parmi ses habitants André Chénier, Francklin, Jules Janin et Béranger.

Après Passy, voici Auteuil, dont le nom rappelle à l'esprit la plupart des illustrations littéraires du grand siècle. Quand on songe que Molière, Boileau, Racine et Lafontaine, ont erré dans ses prairies et se sont promenés sous ses ombrages, on se prend à aimer ce singulier village, où nous n'avons jamais rencontré que des paysans en paletot et des paysannes en robe de soie. La maison de Boileau existe encore. Un petit temple, en forme de rotonde, consacre l'emplacement où s'éleva la maison de Molière.

Boulogne existait déjà en **1134**, mais à l'état de hameau et sous le nom de Menus-lès-Saint-Cloud. En **1319** quelques pèlerins, de retour d'un voyage à Boulogne-sur-Mer, obtinrent de Philippe-le-Long l'autorisation d'y construire, sur le modèle de la fameuse métropole de cette ville, une église qui existe encore aujourd'hui. Le village prit dès lors le nom de Boulogne-la-Petite, et donna son nom aux restes de la forêt de Rouvray. Boulogne est une petite ville assez animée; mais, à l'exception de son église gothique et du château de M. de Rothschild, situé sur son territoire, elle n'offre aucun intérêt.

Le Mont-Valérien anime l'horizon du bois de Boulogne par sa masse tronquée, mais encore imposante. Cette montagne, la plus haute de toutes celles qui circonscrivent l'horizon de Paris, fut d'abord un camp romain, et servit ensuite de retraite à de pieux anachorètes qui défrichèrent la montagne et la mirent en cul-

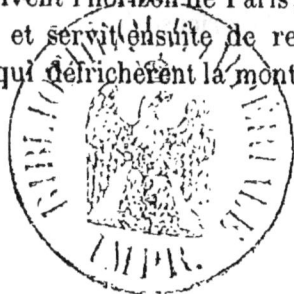

ture. L'oratoire, consacré à Notre-Dame-des-Bonnes-Nouvelles, fut incendié par les Bourguignons en 1411. Reconstruit quelques années plus tard sous l'invocation de saint Sauveur, il a subsisté jusqu'à nos jours. L'un des ermites, Pierre du Houssaye, souvent visité par Henri III et Henri IV, mourut en odeur de sainteté.

Sous Louis XIII, Charpentier, grand-vicaire de l'archevêché d'Auch, transféra au Mont-Valérien le Calvaire qu'il avait fondé à Betharan, dans les Pyrénées. Le roi, les princesses et seigneurs de la cour favorisèrent, par des dons abondants, la nouvelle fondation. Un somptueux Calvaire, formé de sept chapelles étagées sur les pentes de la montagne, précéda la construction de l'église et du monastère de Sainte-Croix, monuments qui éclipsèrent par leurs dimensions l'humble oratoire du XVe siècle et l'ermitage plus humble encore.

La dévotion publique prit le Calvaire sous son patronage, et, chaque jour, des troupes nombreuses de pèlerins, portant sur leurs épaules de lourdes croix en bois, gravissaient avec ferveur, et pieds nus, ses pentes abruptes. Souvent même on vit la reine-mère et Marie-Thérèse d'Autriche, dépouillées des marques de leur grandeur, monter à pied le Calvaire et se prosterner aux pieds de la croix.

La tourmente révolutionnaire dispersa ou persécuta les membres de la célèbre congrégation. Quant aux ermites, protégés par l'affection des paysans, la révolution passa par dessus leur tête sans les atteindre, et ils continuèrent à vivre du travail de leurs mains, rappelant par leur vie calme et laborieuse les pieux solitaires de la Thébaïde.

Les bâtiments du Calvaire, bien que dégradés par le fougueux Merlin de Thionville, qui les occupa sous la Terreur, existaient encore en **1811**, lorsque Napoléon fut informé qu'ils servaient de conciliabules hostiles à quelques grands dignitaires de l'Eglise. L'Empereur donna l'ordre à un bataillon des grenadiers de sa garde de se rendre sur le Mont-Valérien, de s'emparer des *conspirateurs*, et de raser jusqu'aux fondements le couvent et l'église. L'ordre fut exécuté à la lettre : tous ceux que les soldats rencontrèrent furent arrêtés et conduits à Vincennes; puis les bâtiments, y compris l'ermitage et l'oratoire, tombèrent sous la hache des sapeurs.

Sous la Restauration, M. de Forbin-Janson, évêque de Nancy, réédifia les constructions, secondé par les dons des fidèles. En **1822**, Louis XVIII y établit la fameuse congrégation de missionnaires qui, du Mont-Valérien, rayonna sur toute la France. Le cimetière, situé sur le plateau, devint une nécropole catholique; et, jusqu'en juillet **1830**, les sermons semi-politiques et souvent éloquents des missionnaires leur attirèrent une foule élégante et nombreuse de pèlerins.

La suppression de la Congrégation fut l'un des premiers actes du gouvernement de juillet. La solitude régnait autour du cloître et des chapelles, lorsque, tout à coup, en **1841**, des essaims de terrassiers s'abattirent sur la pauvre montagne, et la bouleversèrent de fond en comble. Le Mont-Valérien était condamné à recevoir l'un des treize forts militaires destinés à défendre les approches du mur d'enceinte. De son ancienne splendeur, il ne lui reste rien aujourd'hui, si ce n'est cependant le panorama incomparable dont l'œil jouit de son sommet.

Suresnes s'étend au pied du Mont-Valérien. Nous signalons, en passant, ce village peu intéressant, mais où s'ouvrirent, en 1593, les conférences qui décidèrent la conversion de Henri IV. Eginhard, dans sa *Vie de Charlemagne*, fait l'éloge du vin de Suresnes, que le puissant empereur réservait pour l'usage exclusif de sa maison. Ce vin n'est aujourd'hui qu'un affreux breuvage.

Longchamps, situé en face de Suresnes, communique avec ce village par un pont en fil de fer. Une grange et quelques pans de murs sont aujourd'hui les seuls restes du vaste monastère que fit élever en 1260 Isabelle de France, sœur de saint Louis. « Isabelle ne prit point l'habit de l'ordre, dit un chroniqueur, mais elle vivait saintement dans une maison voisine du monastère, et ce n'est qu'après sa mort, en 1270, qu'on revêtit son corps de l'habit de saint François. Le roi saint Louis, qui était sur le point de partir pour la Palestine, voulut assister aux funérailles de sa sœur. Il y vint et *se tint à la porte pour empêcher d'entrer* toutes les personnes qui n'étaient pas nécessaires. Il prononça ensuite un petit discours plein d'onction pour consoler la communauté d'une perte si douloureuse. »

Isabelle fut inhumée dans l'église abbatiale, et bientôt, dit-on, de nombreux miracles s'opérèrent par son intercession. Le bruit s'en répandit au loin et attira la foule à Longchamps. Par une bulle du 3 janvier 1521, Léon X déclara Isabelle *béate*. Son corps fut inhumé, placé dans une chasse, et exposé publiquement à la vénération des fidèles.

Telle fut l'origine des pèlerinages à Longchamps, où les rois de France se rendaient eux-mêmes le jour de la fête de la pieuse Isabelle. Quant aux promenades traditionnelles du mercredi, du jeudi et du vendredi saints, elles ont pour origine la coutume adoptée au siècle dernier par les abbesses de faire chanter les ténèbres par les premières cantatrices de l'Opéra. Ces solennités mondaines attiraient tout Paris, et entrèrent tellement dans ses habitudes que, malgré la destruction de l'abbaye, en 1794, la promenade s'est conservée jusqu'à nos jours.

Il ne nous reste plus à mentionner, parmi les souvenirs intéressants du bois de Boulogne, que les anciens châteaux royaux de Madrid, de la Muette, et le pavillon de Bagatelle.

Du palais de Madrid il ne reste rien. Cette splendide demeure, que les grands artistes de la renaissance ornèrent à l'envi de leurs plus belles productions, fut vendue en 1791, et démolie. Les magnifiques émaux dont Bernard de Palissy orna sa façade furent pulvérisés et convertis en ciment. Madrid était la retraite favorite de François Ier; Henri II et Charles IX le réduisirent aux proportions galantes d'une *petite maison*. Sous Henri III, il servit de ménagerie et de champ-clos pour des combats d'animaux féroces. Henri IV le donna à sa première femme, Marguerite, qui en fit, dit Mezeray, un lieu de volupté et de dévotion. Voisine de l'abbaye de Longchamps, Marguerite s'y rendait souvent, accompagnée de saint Vincent de Paul, son aumônier, pour y demander à Dieu, par l'intercession d'Isabelle, le pardon d'une vie trop mondaine.

La charmante habitation connue sous le nom de Ma-

BOIS DE BOULOGNE.

Échelle $\frac{1}{25,000}$

www.ingramcontent.com/pod-product-compliance
Lightning Source LLC
Chambersburg PA
CBHW070152200326
41520CB00018B/5384